20 wunderbare Wachmacher

So gehen Sie wach, vital und energiegeladen durchs Leben!

I0424066

© 2015, Madame Missou
1. Auflage, August 2015
ISBN-13: 978-1515367963
ISBN-10: 1515367967
Madame Missou wird vertreten durch die
Maracuja GmbH, Laerheider Weg 13
47669 Wachtendonk
info@madamemissou.de
www.madamemissou.de

Inhaltsverzeichnis

1. Einleitung

Eine herrlich frische Ausstrahlung, der bewusst erlebte Augenblick – ohne dunkle Ringe und Tränensäcke – oder die Freude über konzentrierte Leistungsfähigkeit: Es gibt viele erweckende Gründe, Tagen voll träger Müdigkeit endlich dauerhaft Gute Nacht zu sagen. In diesem Ratgeber helfe ich Ihnen bei Ihrem Flirt mit der wachen Lebensfreude! Meine langjährigen Erfahrungen im Kampf gegen das Gähnen führen uns erst zu den drei Hauptbereichen des menschlichen Daseins, in denen hartnäckige Müdigkeits-Quellen zu suchen, finden und vor allem zu eliminieren sind. Sie lernen zwischen physischer Gesundheit, optimaler Lebensweise und dem Status Ihrer persönlichen Energie-Reserven jene Ursachen kennen und beheben, die Sie auf uncharmante Weise ins Bett kriegen wollen. Falls es schnell gehen muss, warten im Anschluss 20 knackige Frischekicks direkt gebrauchsfertig darauf, von Ihnen umgesetzt zu werden. Nichts gegen die eine oder andere durchlebte Nacht - aber ein vernebelter Geist und das verquollen aus der Kleidung blickende Gesicht dazu eignen sich nicht für den Dauereinsatz. Das Leben ist viel zu bunt, um es ständig hinter einem schläfrigen grauen Schleier zu sehen. Von nun an schicken Sie die Müdigkeit schlafen - stattdessen sagen Sie: Bonjour Fitness!

Viel Spaß beim Lesen und Wachwerden in nur etwa 45 Leseminuten wünscht Ihnen,

Ihre Madame Missou

2. In der Gesundheit wohnt ein wacher Geist!

Es gibt eine körperliche (physische) Art der Müdigkeit und eine mentale (psychisch). Oft bedingen beide einander – wie es meist geschieht, wenn vom Wohlbefinden in der eigenen Haut die Rede ist: Körper und Geist hängen vom jeweils Anderen ab wie die Nacht vom Tag. Während rein physische Umnachtung vor allem nach Erholung giert, kann der psychische Teil häufig das Gegenteil brauchen – Antrieb, aktiven Elan, Wachheit eben. Eigentlich würde man gern aufstehen, doch irgendetwas zieht einen buchstäblich nach unten und hält die Unbeweglichkeit fest; eigentlich müsste noch ein großer Berg abgebaut werden, aber schon die kleinen Kiesel wirken tonnenschwer; und eigentlich könnte es so schön sein, wenn wir nur etwas fitter wären…

Passivität, das Gefühl der Überforderung oder bleierne Schwere in Gliedern und Hirn sind durchweg Formen der mentalen Müdigkeit – wer es übertreibt und diese Sprösslinge heranzüchtet, sieht sich möglicherweise einmal mit deren großen Verwandten konfrontiert. Ernstzunehmende depressive Erkrankungen wurzeln gern in scheinbar Banalem, wie körperlicher und geistiger Überlastung. Dazu gehören emotionale Anstrengungen wie dauerhafte Unzufriedenheit oder eine zerfahrene Beziehung, kurzum die Umstände, in denen wir jeden Tag unser Leben verbringen.

Aber immer der Reihe nach, diese Elemente, die das menschliche Dasein gestalten wie die Farben auf einer Leinwand, interessieren uns erst in Kapitel drei. Denn auch vermeintlich nichtige körperliche Defizite besitzen bei dauerhaft unsachgemäßem Einsatz die Fähigkeit, uns in chronischer Müdigkeit dahinschlurfen zu lassen. Dafür muss es nicht gleich das viel zitierte Burn-out sein, geschweige tägliche Akkord-

Arbeit oder die leistungssportliche Gier nach Gold: **Schlaf** und **Ernährung** heißen die simplen Grundbausteine der körperlichen Kraft – jeder werkelt mit ihnen herum, aber oft in falscher oder unzulänglicher Weise. Somit werden wir uns genau diesen wichtigen Punkten zuwenden. Fad? Mal ehrlich, hatten Sie wirklich gedacht, hier Madame Missous Wunderpille für ewige Wachheit zu finden? Es reicht ja schon, dass so etwas gegen Falten versprochen wird. Also, selbst wenn es auf den ersten müden Blick wenig innovativ wirkt: Der Mensch ist ein natürliches Wesen, somit gehören auch zu seiner optimalen Gesunderhaltung natürliche Bedürfnisse – die durch die Anforderungen der modernen Gesellschaft leider viel zu oft zu kurz kommen. Und wer weiß, besonders wenn Sie sich – eben aus der angenommenen Langeweile heraus – mit diesen Themengebieten noch nie wirklich befasst haben, beherbergen meine Appetithäppchen und Bettgeschichten für Sie eventuell mehr Brisanz als angenommen. Also auf ins „Schlaflabor"!

2.1 Schlafstörungen: Von Schnarchern und Beschnarchten

Ein untrennbares Netzwerk aus zahlreichen Faktoren entscheidet darüber, ob wir morgens wach, erholt und bereit für einen neuen Tag sind – kurzum, über unsere Schlafqualität. Die gute Seite an diesem Grundbedürfnis, das uns durch das gesamte Leben begleitet: Recht auf Einspruch! Schlechten Schlaf müssen wir nicht einfach hinnehmen. Was wäre selbstverständlicher, als bei andauernder Müdigkeit zuerst darauf zu schauen, was im Bett passiert. Nein, nicht das. Das andere! Selbst wenn die schönste Nebensache ein guter Grund zum Träumen und für Schlafmangel sein kann ... aber das wäre ein anderer Ratgeber.

Überdenken wir hingegen lieber die sonstigen Ablenkungen von der Nachtruhe. So unterschiedlich, wie Menschen nun einmal sind, fallen auch deren Schlafstörungen aus. Deshalb fragen Sie sich einmal in Ruhe, wie Ihr persönlicher Rhythmus aussieht. Wer allmorgendlich mit Rückenschmerzen und Verspannungen aufwacht, sollte der Qualität von Bett und Matratze auf die Schliche kommen – und diese verbessern. Schlaflose, die neben notorischen Schnarchern nicht zur Ruhe kommen, sollten wiederum diesem hartnäckigen Problem dringend an die Wäsche. Gerade dieser Aspekt wird in Beziehungen entweder vernachlässigt oder führt zu Spannungen. Allerdings geht es langfristig nicht umhin, dem Schnarch-Alarm so weit auf den Grund zu gehen, bis beide Beteiligten sinnvoll durchschlafen können. Vom Gang zum Hals-Nasen-Ohren-Arzt über Ohropax oder Anti-Schnarch-Produkte bis hin zu unterschiedlichen Schlafzimmern gibt es viele Ansätze: Der wichtigste bleibt jedoch, verständnisvoll miteinander zu reden und gemeinsam Lösungen zu suchen. In jedem Fall gilt es, das lautstarke Problem ernst zu nehmen: Laut Schlafexperten entgehen sowohl den Schnarchern als auch den Leidtragenden auf der anderen Bettseite durchschnittlich anderthalb Stunden Schlaf pro Nacht. Gerade wenn diese Unterbrechungen in die wichtigen Tiefschlafphasen fallen, drohen langfristig gesundheitliche Folgen ebenso wie gesteigerte Reizbarkeit oder Nervosität - und natürlich Müdigkeit. Mehr zum Thema finden Sie auch in meinem kleinen Anti-Schnarch-Ratgeber.

Eigentlich ist es logisch, dass dauerhafte geräuschvolle Unterbrechungen der Nachtruhe in untrennbarem Zusammenhang mit täglicher Müdigkeit stehen. Auch Fluglärm, ein schlecht gewähltes Schlafzimmer hin zur Hauptverkehrsstraße und ähnliche Lästigkeiten können dazugehören. Sind solche einfachen äußeren Hindernisse einmal behoben, geht es ans Innere: Fragten Sie sich weiter oben, als ich laut über das Schnarchen nachdachte, auch, was es mit dieser Tiefschlafphase eigentlich auf sich hat?

2.2 Schlafrhythmus: Einschlafen und durchschlafen

Viele Menschen glauben, man schläft ein, wacht auf und ist *fertig erholt* – aber der Ablauf des Schlafes ist deutlich komplexer, und wer hier mitliest, öffnet die Augen morgens wohl eher fertig – ohne „erholt". Vor allem läuft die nächtliche Regeneration in unterschiedlichen Phasen ab: Mal sind wir nahezu wach, und dann gibt es die Tiefschlafphase. In diesem Abschnitt des Schlafes werden die körperlichen Kraftreserven aufgetankt. Darauf folgt die Zeit, in der wir träumen. Von Experten auch REM-Phase genannt – die Abkürzung steht für „Rapid Eye Movements", also „schnelle Augenbewegungen".

- Leichte Einschlafphase
- Tiefschlaf zur ausgiebigen körperlichen Regeneration
- und Traum – bzw. REM-Phase zum psychischen Ausgleich
  stellen einen in sich geschlossenen Schlafzyklus dar.

Ein solcher Schlafzyklus vom noch störanfälligen Einschlummern bis zum Abschluss der REM-Phase dauert in etwa 90 Minuten und wiederholt sich pro Nacht zwischen vier und sechs Mal. Das heißt zum einen, dass die ersten vier Schlafstunden die wichtigsten sind: Denn der darauf folgende Schlafzustand entlastet den Körper zwar von den Aktivitäten des Tages sowie seiner aufrechten Haltung, ist jedoch von geringerer Erholungsqualität. Darum empfiehlt es sich natürlich, die eigene Schlafzeit so zu wählen, dass die ersten Stunden im Bett möglichst ungestört ablaufen. Ein weiterer Tipp liegt darin, die Gesamtschlafzeit so einzurichten, dass die 90-Minuten-Phasen nicht unterbrochen werden. Dafür sollte die Minutenanzahl, die Ihnen bis zum unvermeidlichen Aufstehen verbleibt, durch 90 teilbar sein. Oft schlafen wir nämlich durchaus gut und ausreichend, werden vom Weckerklingeln jedoch in der falschen

Phase erwischt und fühlen uns trotz langem Verbleib in den Federn wie gerädert. Wie lange Sie sich an diesem schönen Ort aufhalten sollten, bleibt individuell verschieden: einfach ausprobieren! Das Wichtigste ist Regelmäßigkeit, denn auch in dieser Hinsicht hat der Schlaf seinen Rhythmus. Typische Kurzschläfer sind bereits nach fünf bis sechs Stunden fit. Der Durchschnitt benötigt eher acht und Langschläfer-Typen fühlen sich erst nach neun Stunden Schlaf wirklich erholt. Unabhängig von der effektiven Zeit spielt aber wieder einmal die innere Haltung eine Rolle.

- Immer mit der Ruhe: Auch wenn es einmal nötig wird, vom persönlichen Schlafrhythmus abzuweichen und kürzer oder einfach anders zu nächtigen, ist das kein Grund zur Aufregung. Der Körper kann einzelne „Entgleisungen" gut verkraften, wenn er grundsätzlich ein angemessenes Schlafniveau bekommt. Wer sich in solchen Ausnahmenächten aber Druck macht, hemmt sich selbst beim Einschlafen. Das typische Nachzählen, wie lange man noch schlafen darf, bringt also nur gelassenen Typen etwas.

- Ebenso hat sonstiger Stress im Reiche des Schlafes nichts zu suchen. Versuchen Sie, wirklich gelöst ins Traumreich zu finden. Entspannende Rituale vor dem Zubettgehen leisten dafür gute Dienste. So könnten Sie sich etwa allabendlich eine beruhigende (!) Lektüre ins Bett holen, sich mit dem Aroma von Lavendel oder ähnlichen Essenzen zur Ruhe bringen oder sich von den Händen der Person auf der anderen Seite des Bettes durch eine sanfte Massage in angenehme Träume wiegen lassen. Zwingen Sie sich wenn nötig dazu, die Ränder Ihres Bettes als streng bewachte Grenzen zwischen sich und allen Anspannungen, Ängsten und jeglichen Stressquellen zu sehen.

- Besonders nervöse Menschen müssen dieses bewusste Abschalten erst aktiv lernen. Entspannungstechniken wie autogenes Training, Yoga oder Meditation können Sie sich ohne viel Aufwand autodidaktisch aneignen. Oft hilft es bereits, sich aufs Nichts-Denken zu trainieren. Probieren sie aus, wie schwer es zu Beginn fällt, einige Minuten lang rein gar nichts zu denken, nur den eigenen Körper zu spüren und den Leerlauf des Hirns. Genau diesen Zustand geistigen Loslassens benötigen Menschen mit Ein- oder Durchschlafproblemen – abgesehen von den geeigneten äußeren Bedingungen. Kombinieren Sie das Ganze ggf. noch mit Atemübungen.

Weitere Tipps zum Thema Schlafstörungen finden Sie auch in diesem Ratgeber.

Neben den bereits erwähnten kleineren und größeren Gepflogenheiten, auf die es im Bett ankommt, noch einige letzte Tipps, bevor es ans Aufwachen geht!

2.3 Schlafhygiene - Es liegt in der Luft und in den Farben!

Manche Zeitgenossen behaupten, überall und selbst im Stehen schlafen zu können. Wer allerdings unter Schlafproblemen und chronischer Müdigkeit leidet, sollte der Nachtruhe bestmögliche Umstände einräumen. Achten Sie bei der Gestaltung Ihres Schlafzimmers darauf, kühle Farbtöne dominieren zu lassen. Da es sich empfiehlt, bei ausreichend Dunkelheit zu schlafen, sehen Sie davon zwar des nachts wenig – Ihr Hirn wird durch die täglichen Farbeindrücke jedoch dieses Zimmer automatisch mit Ruhe und Entspannung verbinden und damit unterbewusst das Einschlafen erleichtern. Insbesondere Lila und Blau-Nuancen wirken beruhigend, während warme Farben wie Orange, Gelb oder Terracotta eher anregen und somit ins Wohn- oder Arbeitszimmer gehören. Das Gleiche gilt für Grünpflanzen: Wer sich zu Schulzeiten durch die Abläufe der Fotosynthese gequält hat, erinnert sich dunkel, dass die hübschen Gewächse nur unter Sonneneinstrahlung als Sauerstoffspender taugen. Nachts hingegen findet die äußere Atmung statt und setzt ungesundes Kohlendioxid frei. Für erholsamen Schlaf ist klare frische Luft allerdings von Bedeutung: Daher sollten geschlossene Fenster ebenso tabu sein wie aufgedrehte Heizungen. Zum Rauchen kommen wir später noch, aber wer es nicht lassen kann, tut es bitte auf keinen Fall in dem Raum, in welchem er zu schlafen gedenkt. Neben der Luftqualität – also möglichst viel Sauerstoff statt abgestandenen Miefs – spielt auch die Temperatur eine Rolle. Experten empfehlen zwischen 16 und 18 Grad Celsius im Schlafzimmer. Aber bevor Sie nun kostbare Schlafenszeit vergeuden, um exakte Zahlenwerte nachzumessen, gilt einfach: Sie sollten weder schwitzen noch frieren. Regulieren Sie Ihre gefühlte Temperatur jedoch lieber über die Schlafbekleidung und das Bettzeug, als durch Fenster und Heizung.

Da erholsamer Schlaf nicht einzig in der Luft, sondern auch im Blute liegt: Achten Sie einmal bewusst darauf, etwa sechs bis acht Stunden vor Ihrer Zubettgeh-Zeit nichts Aufputschendes wie Kaffee oder Schwarz- und Grüntee zu genießen. Viele Menschen reagieren sensibler als sie meinen und stellen durch gut gewählten Abstand einen deutlichen Unterschied fest. Wer auch ohne anregende Substanzen allabendlich aufgedreht ist wie ein Kreisel, spricht beim nächsten Termin seinen Hausarzt darauf an. Oft können Probleme mit Schilddrüse, Hormonhaushalt oder Nebennieren zu dem paradoxen Zustand führen: tagsüber todmüde, nachts hellwach. Obwohl die meisten Menschen mit Sicherheit durch die zahlreichen hier angesprochenen Faktoren ihrer Müdigkeit auf die Schliche kommen, möchte ich bei unerklärlicher andauernder Müdigkeit dennoch auf einen vorsorglichen ärztlichen Check-Up verweisen.

Insgesamt sollten Sie zwar einen harmonischen Rhythmus finden, also immer zu ähnlichen Zeiten aufstehen und schlafen gehen - mit Variationen von nicht mehr als anderthalb Stunden. Dennoch macht es Sinn, sich erst hinzulegen, wenn Sie müde sind. Mit der Zeit reguliert Ihr Körper seine Signale und zeigt Ihnen abends sein Schlafbedürfnis, wenn Sie ihm morgens einen ausgewogenen Rhythmus gönnen. Die Legende vom besonders gesunden Vor-Mitternachts-Schlaf können Sie übrigens getrost vergessen. Experten sind sich mittlerweile einig, dass das Zusammenspiel aller bisher besprochenen Aspekte die Schlafqualität fördert, nicht aber die Zahlenangabe auf der Uhr. Wer also allzeit für einen gut abgedunkelten ruhigen Raum mit vernünftiger Luft sorgen kann, dürfte sich problemlos auch jeden Tag zwischen mittags und der Primetime schlafen legen – ohne Defizite gegenüber durchschnittlichen 22Uhr-Zubettgehern. Und da ich gerade von der Mittagszeit sprach, noch ein weiterer Schlaftipp: Gönnen Sie sich ruhig das typische Mittagsschläfchen. Wer die Möglichkeit hat, sich zum körperlichen Tiefpunkt, der meist zwischen Mittag und frühem Nachmittag eintritt, ein Nickerchen zu genehmigen, erneuert körperliche Reserven im Schnelldurchlauf. Daher ist es ratsam, auf den Körper zu hören und dem Schlafbedürfnis nachzugeben. Aber! Ruhen Sie nicht länger als maximal eine halbe Stunde. Denn ab diesem Zeitpunkt setzt unser alter Freund, der Tiefschlaf, ein – und wenn dieser starke Genosse erstmal da ist, gestaltet es sich schwierig, ihn wieder los und fit zu werden. Wir sprachen ja bereits über die ungünstigen Auswirkungen unterbrochener Tiefschlafphasen. Also: Wecker stellen nicht vergessen!

2.4 Aufwachen - Aus den Federn, fertig, los!

Nun haben wir uns lang genug im Bett aufgehalten. Tagwache ist angesagt! Stellen Sie Ihren Wecker morgens etwa 20 Minuten früher, um nicht gleich herausspringen zu müssen. Der Körper dankt es Ihnen, wenn er sich sanft auf den neuen Tag einstellen darf. Probieren Sie jedoch, in dieser Phase nicht einfach weiterzuschlafen. Sondern schalten Sie bereits ein helles Licht an und versuchen, sich körperlich und geistig zu regen. Leichte Dehnbewegungen helfen den Kreislauf anzukurbeln; Ihren Geist motivieren Sie am besten mit positiven Erinnerungen an angenehme Geschehnisse des Vortags oder indem Sie sich mental auf die kommenden Stunden vorbereiten. Einmal von der Bettkante gesprungen, greifen Sie sich alles, das Sie in Schwung bringt: Erstmal eine aromatische Tasse Kaffee oder Tee, die belebende Wirkung der Lieblingsmusik oder direkt zur Erfrischung ins Bad. Achten Sie darauf, morgens nicht zu warm zu duschen – das ermüdet eher. Aquatische Duschgels und Zitrusdüfte hingegen regen an. Kaltes Wasser kurbelt den Organismus zwar mehr an als alles andere – bleibt aber eine Typfrage. Wer sich extrem dazu zwingen muss, verzichtet besser – denn was könnte beim Aufstehen mehr ermüden als direkt anstehende Folter. Finden Sie vielmehr Ihre Methode, um Ihren Morgen so angenehm wie möglich zu gestalten. Ich persönlich liebe es, mir gleich zu Tagesbeginn fünf Minuten frische Luft zu gönnen: Egal ob Winter oder Sommer, ich reiße das Fenster weit auf, strecke mich so weit wie risikofrei dem Tag entgegen und niemand darf meine Gedanken stören. Zu einem gelungenen Start gehört natürlich das Frühstück. Sie lassen es gemeinhin ausfallen? Falsch! Ihres ist lecker? Gut, aber versorgt es Sie auch mit der Mischung aus Kraft und Vitalität, die Sie für einen ausgeschlafenen Tag brauchen?

2.5 Ernährung - Eine große Portion Wachheit, bitte!

Gehen wir zusammen essen! Es handelt sich hier um keinen Ernährungsratgeber – leider, denn viele Menschen messen dem Sprit, mit dem sie ihr Auto volltanken, mehr Überlegung bei als den Energiequellen, die sie ihrem Körper verfüttern. „Leere" Mahlzeiten, die zwar gut schmecken und im ersten Moment den Magen füllen, führen dazu, dass ständig Kraft fehlt, Mangelerscheinungen auftreten, die Leistungsfähigkeit kontinuierlich sinkt. Schlimmer als der Dick-mach-Effekt ist meines Erachtens der fehlende „Inhalt" bei industriell erzeugten Lebensmitteln mit viel Weißmehl, Unmengen an Zucker und falschen Fetten. Dass diese Produkte nicht gerade figurfreundlich sind, weiß mittlerweile wohl jeder und hat die Wahl, es in Kauf zu nehmen oder eben nicht. Aber dass Fast Food und Fertiggerichte im Grunde genau so wenig guten Inhalt besitzen, als würden Sie Styropor verschlingen, ist den Wenigsten bewusst. Wovon jedoch sollte Ihr Auto die Energie zum Fahren nehmen außer aus seiner „Nahrung"? Jedem leuchtet in diesem Fall ein, dass das, was man hineinfüllt, auch darüber entscheidet, was effektiv rauskommt – Leistung oder Stillstand.

Ich kann daher allen Dauergähnern nur raten, sich mit ihrem täglichen Treibstoff auseinanderzusetzen. Wer unter speziellen Krankheiten leidet, oder gerade zunehmen oder Gewicht verlieren möchte, wird in diesem Bereich noch aufmerksamer sein müssen. Für den Normalbürger gilt, seinen Speiseplan auf die folgenden Ingredienzien abzutasten:

- Nehmen Sie ausreichend Kalorien zu sich? Insbesondere die Damenwelt neigt bekanntlich dazu, sich mit täglicher Unterernährung selbst die Kraft aus den Gliedern zu ziehen. Machen Sie sich schlau, wie viel ein normal-gesunder

Körper jeden Tag an Brennwert braucht, um optimal funktionieren zu können. Ausreichend sinnvolle Mahlzeiten machen fit, aber nicht fett!

- Ziehen Sie diese Energie aus gesunden Kohlenhydraten (Vollkorn, Dinkel, Kartoffelarten, oder glutenfreie Varianten wie Reis-, Kichererbsen oder Hirsemehl). Weißmehl und Zucker wirken für den Moment zwar wie wahre Energiebomben, so schnell, wie der Kick kam, vergeht er dann aber auch, und zieht den Blutzuckerspiegel umso mehr in den Keller. Die Folge: kraftlose Müdigkeit, die nach dem nächsten Zucker-Trip begehrt.

- Achten Sie auf ausreichend Eiweiß in Ihrer Ernährung. Der vor allem in Fisch, Fleisch, Nüssen und Hülsenfrüchten vorkommende körpereigene Stoff hält länger satt als alles andere und gibt Kraft!

- Gesunde Fette dürfen nicht fehlen. Versuchen Sie also nicht, fettfrei zu essen – sondern die Spreu vom Weizen zu trennen. Spreu sind in diesem Fall gesättigte Fettsäuren, die in Butter oder industriell verarbeiteten Lebensmitteln stecken. Ungesättigte Fettsäuren heißen die Guten und befinden sich unter anderem in pflanzlichen Ölen sowie in Fisch und Nüssen.

- Weiterer Fett-Vorteil: Es bringt die Vitamine erst in den Körper, denn viele wichtige Nährstoffe sind fettlöslich. Aber nehmen Sie diese Vitamine, Vital- und Mineralstoffe auch zu sich! Probieren Sie es aus: Vier Wochen mehr Obst und Gemüse in Ihren Speiseplan integrieren und danach ein Fazit ziehen – fühlen Sie sich fitter?

- Essen Sie abwechslungsreich, um Ihren Körper mit dem ganzen Spektrum benötigter Nährstoffe zu versorgen. Das heißt nicht: heute Nutella, morgen stattdessen Marmelade! Lernen Sie, Lebensmittel ihren verschieden Nährstoff-

Gruppen zuzuordnen und sich daraus jeden Tag ein anderes „Menü" zu zaubern. Beispielsweise gehören zur Kohlenhydrat-Gruppe Vollkorn-Nudeln, Reis, dunkles Brot, Kartoffeln; die Eiweiße sind bereits klar, Fette auch, und als Vitalstoffspender gibt es Unmengen an Variationen: Leuchtend bunter Paprika, süße Bananen, erfrischend knackiger Blattsalat …

Wer das kleine Einmaleins der richtigen Ernährung längst beherrscht und beherzigt, und dennoch ständig müde durch die Welt irrt, trägt möglicherweise einen Nährstoffmangel mit sich herum. Typische Verdächtige wären Eisen, B-Vitamine oder auch Vitamin D. Nahrungsergänzungsmittel können helfen. Um jedoch nicht wahllos zu experimentieren, empfiehlt sich auch hier wieder, vorab ein Blutbild beim Arzt machen zu lassen. In der Zwischenzeit arbeiten Sie daran, alle Speicher auf natürlichem Wege aufzufüllen: Sogenannte Superfoods beinhalten selbst in geringen Verzehrmengen ein Feuerwerk wichtiger Vitamine und Antioxidantien zum Schutz des gesamten Organismus. Testen Sie leckere Goji-Beeren, proteinreiche Chia-Samen, Grünkohl, Algen oder Matcha-Tee. Gemein haben all diese essbaren Helden ihre Natürlichkeit.

Übrigens: Das Frühstück gilt mit Recht als die wichtigste Mahlzeit des Tages. Da Sie der Müdigkeit Adieu sagen wollen, sollten gerade Sie diesen ersten Energieschub des Tages auf keinen Fall ausschlagen. Wer morgens keinen Bissen herunterbekommt, probiert es mit Smoothies – aber nicht den Zuckerbomben aus dem Supermarkt! Bestimmt besitzen Sie einen Mixer oder die nötigen 20-30 Euro, um sich einen zu beschaffen. Werfen Sie diesem talentierten Gerät alles ins Schälchen, das gesund aussieht, etwas Wasser, Tee oder Reisdrink dazu – und fertig ist ein gesunder Frühstückersatz mit zahlreichen Powerstoffen. Ich selbst benutze im Wechsel folgende Zutaten, je nachdem, was ich gerade im Haus habe: Bananen (süßen, sättigen, sorgen für cremige Textur), Nüsse (Protein!), Goji-Beeren, ein grünes Gemüse (Vitalstoffe), Äpfel, Karotten, Paprika, Hanfpulver (Protein!), gewürzt mit etwas Zimt (bringt den Stoffwechsel auf Trab).

Nun bekamen schon die Frühstückshasser ihr Fett weg – und nicht nur das. Zwei weitere tadelnswerte Randgruppen habe ich mir für den Schluss unseres gemeinsamen Essens aufgespart: Zuerst kommen die Raucher dran. Dass Tabak in vieler Hinsicht schadet, brauche ich nicht extra zu unterstreichen – aber wundern Sie sich als Raucher bitte nicht über Ihre Müdigkeit. Das im Qualm enthaltene Kohlenmonoxid ist ein Giftgas, das die Hirndurchblutung hemmt und dadurch ganz selbstverständlich müde macht. Kaufen Sie sich statt Anti-Müdigkeits-Ratgebern beim nächsten Mal also lieber Anti-Raucher-Hilfen.

Zu guter Letzt die Schlimmsten von allen: Die Nicht-Trinker! Liebe Leute, Sie bestehen zu etwa 70% aus Wasser, es durchströmt im Blut jede einzelne Zelle und transportiert alle wichtigen Stoffe an den Ort des Bedarfs – also auch die Wachmacher! Wer täglich zu wenig trinkt, lässt sein Hirn buchstäblich verschrumpeln, die Blutgefäße vertrocknen – es ist logisch, dass auf diese Weise nichts in Fluss kommen kann. Mindestens 1,5 – 3 Liter klaren Wassers benötigt der Körper pro Tag, um gut versorgt zu sein. Ich wüsste keine sinnvollen Gründe, nicht zu trinken – also los! Vergessliche schreiben sich Erinnerungen und verteilen sie an strategisch wertvollen Punkten in der Wohnung oder im Büro. Im Internet finden sich zahlreiche weitere Tipps, um das Trinken zu lernen. In erster Linie sollten Sie verstehen, dass Ihre Müdigkeit mit chronischem Flüssigkeitsmangel einhergehen und so leicht behoben werden kann!

In meinen Frischekicks warten weitere aufgeweckte Früchtchen und spezielle Gaumenfreuden, die der Müdigkeit auf kulinarischem Wege Gute Nacht sagen. Zum Abschluss dieses Kapitels noch eine freudige Botschaft für alle Kaffee-Liebhaber wie mich: Mittlerweile gilt als bewiesen, dass der Genuss von zwei bis drei Tassen pro Tag grundsätzlich gesunden Menschen nicht schadet und dem Körper entgegen verbreiteter Klischees auch kein Wasser entzieht. Wird das dunkle Elixier in Maßen verzehrt, stehen sogar die positiven Effekte im Vordergrund – denn auch Kaffee beinhaltet ein hohes Maß wertvoller Antioxidantien, die jeden Winkel Ihres Körpers wecken!

3. Lebensweise statt lebensmüde

Weise leben, statt müde leben: Die bestmögliche Schlafqualität sowie sinnvolle Ernährungsgewohnheiten machen schon über die Hälfte der Lebensweise aus. Allerdings kann man auch unter chronischer Müdigkeit leiden, wenn man seligen Schlummer genießt und seinen Körper optimal versorgt. Deshalb schauen wir bei den folgenden potentiellen „Schlaftabletten" darauf, alles in Balance zu halten – oder zu bringen. So unterschiedlich die Teilbereiche, aus denen sich das tägliche Leben zusammensetzt, auch sind - sie haben eines gemein: Es tut selten gut, sich dauerhaft bei einem Extrem der Skala aufzuhalten.

3.1 Alles in Bewegung? Über die Bedeutung von Sport.

Wer hätte es gedacht: Zu wenig Bewegung macht müde und schlapp. Sportmuffel hören diese Tatsache sicher nicht zum ersten Mal – sollten sie nun aber tatsächlich ernst nehmen und danach handeln. Denn so sehr man sich auch überwinden muss: Letztlich ist der menschliche Körper nicht für den überwiegenden Stillstand geschaffen. Zahlreiche Studien belegen eindrucksvoll den Mangel an körperlicher Aktivität als Hauptursache eng verwobener physischer Störungen – mit verstärkter Müdigkeit als Folge. Das ist nicht schwer einzusehen: Viele Körperfunktionen erlahmen, wenn Kreislauf und Stoffwechsel sowie Muskeln und Gelenke nicht gefordert werden. Bewegung vermittelt wichtige Reize und regt damit die Funktion aller Organe und vor allem die Durchblutung an – wir sprachen bereits über eine gute Durchblutung als Quelle vitaler Wachheit. Es versteht sich von selbst, dass in träger Stagnation nichts fließen kann. Daher müssen wir raus aus dem Hamsterrad und rauf aufs Fahrrad – oder hinein in eine andere der zahlreichen Sportmöglichkeiten. Den bösen Teufelskreis aus

1. zu wenig Bewegung,
2. daraus folgender Müdigkeit,
3. und aufgrund von Müdigkeit noch weniger Bewegung

müssen Sie dringend durchbrechen. Versuchen Sie dafür in erster Linie eine positive Beziehung zum Aktivsein aufzubauen! Sport ist kein Mord, im Gegenteil: Mit ewigem Rumsitzen begehen Sie dieses Tötungsdelikt an den unzähligen auf Bewegung ausgerichtet Funktionen Ihres Körpers. Nicht jeder ist ein Jogger, versuchen Sie Ihre persönliche Sportrichtung zu finden. Besonders Übergewichtige oder Personen mit gesundheitlicher Einschränkung tun gut daran, mit anregend flotten Spaziergängen zu starten. Sie vermitteln die ersten Freuden daran, den eigenen Körper in seiner Kraft zu spüren und bereiten ihn vor auf mehr! Schwimmen, Fitnessstudio oder Pilates: Varianten der körperlichen Action gibt es mindestens so viele wie Gründe für Müdigkeit. Grundsätzlich lässt sich der große Begriff „Sport" jedoch aufteilen in Cardio- und Krafttraining. Ersteres fördert die Ausdauer, bringt also das Herz-Kreislauf-System in Schwung und die Pfunde zum Schmelzen. Das Krafttraining hingegen widmet sich dem Muskelaufbau, wirkt damit dem ab Mitte 20 einsetzenden allgemeinen Abbau von Muskelmasse und Knochensubstanz entgegen; es strafft die Konturen und gibt natürlich Kraft. Experten empfehlen eine Kombination aus beiden Trainingsarten, drei Mal pro Woche. Grundsätzlich sollten Sie jeden Tag mindestens 30 Minuten in Bewegung kommen, im besten Fall natürlich an der frischen Luft – denn Sauerstoff ist ohnehin der Wachmacher Nummer Eins und wirkt wie ein natürlicher Turbo jedes Sportprogramms. Wer sich allerdings bereits kraftlos und dauermüde durch den Tag schleppt, tut sich mit stundenlangem Ausdauertraining womöglich keinen Gefallen. Kurze hochintensive Einheiten des sogenannten HIIT

(High Intensity Interval Trainings) hingegen bringen müde Leiber gezielt in Schwung, ohne gleich zu überlasten. Denn genau darum geht es: Das individuell richtige Maß zu finden.

Wenn es nämlich noch keine Überraschung war, dass Bewegungsmangel rundum einschläfernd wirkt, so vermutet die aktive „Gegenseite" vielleicht nicht: Auch ein Zuviel an Sport kann diesen erlahmenden Effekt haben. Ihre Verfassung nach dem Training gibt Aufschluss darüber, ob Sie eventuell einen Gang runterschalten sollten: Fühlen Sie sich nach Ihrem Work-out ausgepowert, nach etwas Erholung aber wieder bei Kräften, sogar energiegeladener als vorher? Dann weiter so. Wer jedoch nach dem Sport stundenlang entkräftet bleibt, oder gar mit Kopfschmerzen und Übelkeit reagiert, muss sich eindeutig zügeln. Auch ein auffälliges Leistungstief am Tag nach dem Powerprogramm gibt Hinweise darauf, dass Sie Ihre Kräfte schrittweise aufbauen, und nicht gleich überrennen sollten. Gehen Sie ruhig hin und wieder an Ihre Grenzen – aber überschreiten Sie diese nicht dauerhaft. Wichtig bleibt, nur sich selbst – und nicht etwa den topfitten Kumpel oder die Bodybuilding betreibende Freundin – als Gradmesser zu nehmen. Und vor allem: Planen Sie Ruhepausen ein! Als effizient gilt, den trainierten Körperteilen mindestens 24 bis 48 Stunden Regeneration zu gewähren, bevor sie wieder ranmüssen. Nur in diesen Phasen werden Muskeln stärker, es heilen kleine Risse und das Gewebe kann sich erneuern. Nicht nur beim Schwimmen, Skaten oder Radfahren kommt es also darauf an, die Balance zu halten – achten Sie insgesamt bei Ihren Aktivitäten auf ein gesundes persönliches Gleichgewicht.

3.2 Anregen und Abschalten im Tagesverlauf

Nicht einzig im Bereich der sportlichen Aktivität sehnt sich Ihr Körper nach einem guten Mittelweg: Erhitzen und abkühlen, erleben und verarbeiten, aufdrehen und runterkommen. Ein harmonischer Ausgleich ist der Schlüssel zu den meisten Aspekten des Daseins. Nahezu jede zu starke Einseitigkeit führt auf Dauer zu Ermüdung. Versuchen Sie daher Ihre Tage so zu strukturieren, dass Körper und Geist abwechselnd herausfordernd beansprucht werden, aber auch Pflicht und Verwöhnung sich die Waage halten. Oft reicht es bereits, ausreichend Pausen einzuplanen und diese so gut es geht zu nutzen: Die meisten Leute kennen die 90-Minuten-Grenze – das ist die Zeit, nach der Sie unbedingt pausieren sollten - und zwar für mindestens eine Viertelstunde. Besteht nur noch die Frage des Wie. Von anstrengender Bildschirmarbeit erholen Sie sich besser nicht mit einem Online-Chat oder PC-Spiel. Was so logisch klingt, machen viele Leute gerne falsch! Pausen klug einzuplanen und entsprechend zu nutzen bedeutet aber einen jener Balance-Punkte, die darüber entscheiden, ob Sie ein vollgepackter Tag am Ende erfüllt oder nur erschöpft.

Allerdings beziehe ich mich nicht allein auf das Pausieren im direkten Sinne. Wie schon angedeutet, geht es auch darum, sich im Umgang mit dem eigenen Selbst ein wenig zur Achtsamkeit zu erziehen: Dem Schweinehund den Kampf ansagen, aber auch die innere Heldin belohnen; sich einmal ganz fest zusammenreißen und später alles einfach gerade sein lassen. Ein derart bewusst gepflegtes Ego neigt deutlich weniger zur psychischen wie physischen Ermüdung: Einfach weil Sie ihm auf diese Weise immer wieder Erfolgserlebnisse als sinnbildliche Übernachtungsmöglichkeiten am Wegrand bieten.

3.3 Leere Reserven auffüllen

Leider beherrschen die wenigsten Menschen diesen harmonischen Umgang mit sich selbst – oder sie werden von äußeren Umständen dazu gezwungen, ihre natürliche Balance zu verlernen. Stetiger Leistungsdruck oder der Mangel an Zeit stellen die zwei Hauptfeinde der ausgeglichenen Beziehung mit dem Ego dar: Schnell landet man in routinierter Blindheit oder der Neigung, um alle Hürden einen sicheren Bogen zu machen. Beides führt auf Dauer in die ermüdende Einbahnstraße der Monotonie. Aber Entwarnung! Mindestens zwei starke Helfer geleiten Sie weg von dieser öden Route: Zum einen sind das Raststätten voller Genusspunkte; zum anderen handelt es sich um die Ausfahrt hin zu neuen Horizonten.

Beide Helferlein machen nicht nur wach, sondern erfordern auch von Ihnen jede Menge Wachheit. Wieder einmal einer dieser Kreisläufe – also los: Wohligen Genuss bekommt man nicht einfach so, man schenkt ihn sich selbst. Sei es kulinarisch, künstlerisch oder erotisch: Alles bedarf in erster Linie Ihrer eigenen aktiven Wahrnehmung, um in Ihr Inneres dringen zu können. Diese bewusste Wahrnehmung muss wachgehalten werden, und das funktioniert nicht im einstudierten Abarbeiten Ihrer Lebenstage. Deshalb empfehle ich: Setzen Sie sich gezielte Genusspunkte – jeden Tag! Das muss nichts Großes sein, überhaupt beginnt die Fähigkeit zu Großem immer im Kleinen. Zelebrieren Sie beispielsweise Ihre Tasse Kaffee! Nehmen Sie sich die Zeit und schmecken Sie genau, erleben den intensiven Duft, den aromatischen Dampf und den tiefen Geschmack. Denken Sie an nichts anderes, sondern konzentrieren sich ganz auf die umfassende Wahrnehmung Ihrer Sinne. Wer derart gezielt genießen kann, besitzt auch die kostbare Fähigkeit, Schönes insgesamt stärker zu erleben – und die eigenen Kräfte damit zu beleben. Sie hassen Kaffee? Bitteschön, das ändert auch nichts – denn letztlich kommt nahezu alles Erdenkliche infrage für ein aktives Genusstraining: Das Lachen Ihres Kindes, die Freude an den Farben der Natur oder die Hingabe an Ihr liebstes Musikstück. Erproben Sie den Unterschied, den es macht, all dies nicht einfach dankend in Kauf zu nehmen und vorbeiziehen zu lassen – sondern ihm mit bewusstem Auskosten entgegenzugehen! Dieser kleine Exkurs in die Kunst der Lebensfreude ist einer der effizientesten inneren Wachmacher – ganz ohne Pillen.

Biegen wir ab in die Ausfahrt der neuen Horizonte: Wer seinen Tank leergefahren hat durch Arbeit, Routine oder Überlastung, braucht manchmal mehr als das obligatorische Wellness-Wochenende. (Selbst wenn ich jedem nur dazu raten kann, sich so oft und ausgiebig wie möglich verwöhnen zu lassen.) Müde Geister wollen oft durch Neues wachgekitzelt werden, und zwar neue Herausforderungen: Sie zwingen im ersten Moment zur Konzentration und Wachheit, während im Verlauf die Begeisterung über kleine und größere Erfolge dazu führt, dass nichts in Ihnen mehr dahindämmern will.

Sie wollten schon immer Italienisch lernen? Das alte Klavier in Ihrem Wohnzimmer müsste nur gestimmt werden, dann …? Oder hätten Sie gern endlich dieses süße Kätzchen, das Sie sich schon immer wünschten? Unzählige Neuigkeiten warten nur darauf, Sie mit Körper und Geist in Schwung zu bringen. Lassen Sie nicht gleich das Aber siegen: Mit etwas mehr Mut, etwas weniger Hemmungen und viel Kompromissbereitschaft bleibt das Leben eine wache Sache, egal in welchem Alter. Oft ist selbst der Notweg noch besser, als einfach stehen zu bleiben. Für unsere kleinen Beispiele hieße das: Wenn sich partout kein Italienisch-Kurs findet, dann polieren Sie einfach Ihr verrostetes

Spanisch; statt teurem Klavierunterricht gehen Sie erst einmal vermehrt in Konzerte; und falls Sie dem Stubentiger keine optimalen Bedingungen bieten können, dann umso mehr Liebe und Fürsorge. Greifen Sie sich die neuen Wege! Experten sind sich einig: Je intensiver das Hirn durch neue Reize angesprochen wird, desto munterer macht eine bestimmte Handlung.

4. Madame Missous 20 Frischekicks & Wachmacher

Mit den bisherigen Tipps und Anregungen wollte ich vor allem der langfristigen chronischen Müdigkeit das Gähnen vermiesen. Meine 20 Frischekicks & Wachmacher hegen nun stattdessen die Absicht, Ihnen für den Akutfall die Augen zu öffnen: Die meisten Tipps können direkt angewendet werden, wenn die Nacht für das Schlafen einfach zu kurz war. Viele praktische Tricks lassen sich allerdings auch vorzüglich dauerhaft in einen fitteren Alltag integrieren!

4.1 Frischekick 1: Helle Köpfchen!

Wache Geister meiden dunkle Räume – vor allem wenn sie sich ohnehin müde fühlen! Helles Licht ist ein natürlicher Muntermacher, den wir uns grundsätzlich, besonders aber an schläfrigen Tagen zunutze machen können. Im Frühjahr und Sommer setzen Sie dafür am besten auf die Kraft der Sonne: Verlegen Sie Ihre Arbeit oder Pausen nach draußen und versuchen Sie, möglichst viel Haut zu zeigen. Die Sonnenstrahlen vertreiben das schlaffördernde Hormon Melatonin, das hauptsächlich im Dunkeln freigesetzt wird. Stattdessen schüttet der Körper vermehrt Glückshormone aus, unter anderem Serotonin. Dieser körpereigene Wachmacher bringt uns in Schwung. In der kühlen Jahreszeit gelingt es Ihnen mit großer Wahrscheinlichkeit nicht an jedem müden Tag ein Sonnenbad herbeizuzaubern, durchaus aber ein Lichtmeer: Setzen Sie – passend zum frostigen Wetter – auf kalte Beleuchtung. Denn Licht mit zu hohem Rotanteil beruhigt eher, während blaustichiges Licht den Menschen aktiviert. Vielleicht haben Sie sich schon einmal gefragt, warum Sie abends todmüde ins Bad schlurfen, danach aber wieder relativ wach das Bett ansteuern. Ihre Badbeleuchtung trägt die Schuld: In den meisten

Lampen wurden Leuchtmittel mit hohem Blauanteil verbaut, etwa LED. Gleiches gilt für Bürolicht und sogar die Display-Beleuchtung herkömmlicher Notebooks und PCs: Ihre Melatonin-senkende Wirkung wird nach neuesten Erkenntnissen sogar mit Einschlafproblemen bei Jugendlichen in Zusammenhang gebracht. Durch diesen Effekt wartet ein Muntermacher direkt bei der Schreibtischarbeit auf Sie. Vergessen Sie aber dennoch nicht Ihre Augen.

Madame Missou Tipp:

Entspannen Sie bei längerer Bildschirmtätigkeit immer wieder Ihre Sehkraft, indem Sie bewusst in die Ferne schauen. Fokussieren Sie unterschiedlich gelegene Objekte. Schließen Sie zudem die Lider und bewegen die Augäpfel in Kreisen. Eine weitere Methode liegt darin, Ihr Gesicht mit beiden Händen lichtsicher abzudecken und dann entspannt für einige Minuten in das herbeigeführte Schwarz zu schauen. All diese sonderbaren Vorgehensweisen sorgen für erholte Augenmuskeln und entlasten den Sehnerv. Häufiges Gähnen befeuchtet zusätzlich, ansonsten leisten Augentropfen mit Hyaluronsäure (und ohne Konservierungsstoffe, etwa Hylo Gel von Ursapharm) gute Dienste. Hintergrund dieses kleinen Exkurses: Überlastete trockene Augen gaukeln uns vor, dass wir uns müder fühlen, als wir eigentlich sind.

4.2 Frischekick 2: Aus heiß mach kalt!

Ab in die Dusche! Mit der richtigen Brause lassen Sie Ihre Schläfrigkeit ins Wasser fallen – nicht aber den kostbaren Tag. Nichts erweckt Körper und Geist so intensiv und natürlich wie ein Sprung ins kalte Wasser: Durch den Kältereiz ziehen sich die Blutgefäße zusammen, pumpen den Lebenssaft in beschleunigter Geschwindigkeit in alle Winkel des Körpers. Ihr Hirn fühlt sich verpflichtet, jene Zentren zu mobilisieren, die Sie in Schwung bringen. Empfindliche probieren das kühle Nass nur an den Beinen, das reicht schon aus. Wer es hingegen besonders intensiv mag, bringt seinen Kreislauf mit Wechselduschen auf Hochtouren. Diese Form des Frischekicks kostet einiges an Überwindung, bringt aber gerade im Dauereinsatz spürbare Erfolge gegen chronische Müdigkeit. Schon nach wenigen Tagen stabilisiert sich der Kreislauf. Wichtig ist, die erfrischende Folter immer mit der kalten Dusche abzuschließen – sonst droht eher ein gegenteiliger Knockout-Effekt. Drei Durchgänge, in denen Ihr Körper mindestens von den Füßen bis zu den Hüften (oder für Mutige auch komplett!) erst warm abgebraust wird und dann sein kaltes Wunder erlebt. Die Reihenfolge ist übrigens als strikte Anweisung zu verstehen: Gehen Sie immer von unten nach oben vor, arbeiten Sie gedanklich zum Herzen hin. Den erweckenden Kältekick für Zwischendurch bringen kalte Fußbäder, im Kühlschrank aufbewahrte Thermalwassersprays oder das alte Hausmittel: die Handgelenke mehrere Minuten unter eisiges Wasser zu halten.

4.3 Frischekick 3: Alles Zitrone

Ob als zusätzlich belebendes Duschgel, streichelzarte Power in Form einer Bodylotion oder als ätherisches Duftwässerchen, das überall zum Einsatz kommen kann: Zitronenöl macht wach. Laut einer japanischen Studie steigert das fruchtige Elixier die Konzentrationsfähigkeit um mehr als 50 Prozent, indem das Einatmen die Hirnaktivität stimuliert. Dieser sympathische Effekt begründet sich wie folgt: Unser Riechzentrum ist in der Lage, Gefühle, Stimmungen und Wohlbefinden stark zu beeinflussen. Geben Sie einige Tropfen eines zitrischen Duftöles in Wasser oder eine Aromalampe und atmen sich wach – das klingt versponnener als es ist: Die Wirkung beruht auf simplen physischen Vorgängen im Hirn. Falls Sie keine Zitronen mögen: Grapefruit- oder Limettenöl funktioniert ebenso gut, während Orangenblütenöl – auch Neroli genannt – eher mit seinen beruhigenden Eigenschaften brilliert.

4.4 Frischekick 4: Halbvolles Glas Power

Apropos Hirn: Natürlich gelingt es nicht nur von außen, mit erweckenden Tricks die Müdigkeit zu vertreiben. Es gibt einen nie endenden Film, der Sie entweder einschläfern oder mobilisieren kann – Ihre Gedanken. Schon am Morgen entscheidet die Sichtweise auf den anstehenden Tag darüber, wie vital Sie ihm begegnen: „Ich freue mich auf das Kommende!" ruft ganz andere innere Verknüpfungen auf den Plan als „Ach, wäre dieser Tag nur schon herum!" Auch hier sind es wieder die Glückshormone und die jeweils aktiven Hirnzentren, die uns zur Wachheit verhelfen können. Versuchen Sie – so kurios es klingen mag – in müden Phasen des Daseins besonders intensiv Ihre Lebensfreude zu kitzeln! Suchen Sie bewusst die schönen Momente, jeder Tag hat sie – und übersehen Sie großzügig das Beklagenswerte. Positives Denken ist mehr als eine Floskel: Stellen Sie sich diese Kraft als Ihre innere Sonne vor und denken an den Frischekick für helle Köpfchen.

4.5 Frischekick 5: Lachlust

Noch ein weiterer innerlicher Muntermacher, der keine Pille oder Tinktur darstellt: Lachen Sie! Der menschliche Körper zeigt sich als spannendes Gebilde, das durch innere Regungen bekanntlich äußere Signale präsentiert: Wir finden etwas komisch, also wird gegrinst. Allerdings gilt diese Regel auch umgekehrt: Unser Gesicht grinst, also geben wir den zuständigen inneren Zentren damit zu verstehen, dass offenbar

Grund zur Freude besteht. Das mit den Glückshormonen kennen Sie mittlerweile, also kombinieren Sie selbst - ich möchte Sie nicht ermüden … Selbst wenn Ihnen nicht an jeder Ecke ein Clown begegnet, finden Sie Gründe zum Lachen – zur Not schauspielern Sie. Für die erweckende Wirkung ist das völlig gleichgültig. Entscheidend bleibt die positive Haltung, die Ihr gesamter Körper augenblicklich einnimmt. Sie können versuchen, ganz bewusst so zu gehen, stehen und zu agieren, wie Sie es gewöhnlich tun, wenn Sie ausgelassen, frisch und munter sind. Ihr Körper wird die Signale erkennen. Morgens wecken Sie Ihren inneren Komiker, indem Sie sich selbst am Badspiegel direkt beim Zähneputzen die attraktivsten Grimassen schneiden. Viel Spaß beim Ausprobieren!

4.6 Frischekick 6: Schwung aus erster Hand

Massagen können viel – neben der Fähigkeit zur Entspannung oder dem Einsatzgebiet in den holden Weiten der Sinnlichkeit schafft es der richtige Handgriff auch, Ihre Wachheit zu beleben. Vor allem drei Arten des wohltuenden Handanlegens eignen sich für Fälle akuter Müdigkeits-Bekämpfung:

- Zum einen die Ohrenmassage. Kneten Sie die Ränder Ihrer Hörinstrumente für etwa 2 Minuten kräftig mit Daumen und Zeigefinger. Zeigen Sie Ihren Ohren ordentlich, wo es lang geht: Ziehen Sie sanft an den Ohrläppchen, rollen Sie die oberen Enden zwischen den Fingern und biegen sie leicht nach außen. Dieser Erfrischungstrick entstammt der tibetischen Medizin und zielt vor allem darauf, den Kreislauf anzuregen.

- Auch die zweite Massage-Art mutet asiatisch an: Beim sogenannten Geisha-Griff drücken Sie den Bereich der oberen Gliedbeuge Ihres kleinen Fingers für 30 Sekunden ganz fest erst an der einen, dann auf der anderen Hand. Hier liegen die Anregungspunkte der Akupressur, sodass nach der Stimulation für etwa eine Stunde die Energie schneller fließt.

- Neben diesen fernöstlichen Turbos empfiehlt die klassische Schulmedizin vor allem Bürstenmassagen, um den Kreislauf auf Touren zu bringen. Mit einer Massagebürste (aus Naturhaar oder mit Plastiknoppen) geben Sie Ihrem gesamten Körper eine Abreibung – oder wieder nur den Beinen bis zur Hüfte, wie schon bei den Wechselduschen. Auch hier ist wichtig: Beginnen Sie bei den Füßen und arbeiten dann zum Herzen hin, nie andersherum. Zudem beginnt jede Massage rechts, also beim rechten Fuß. In geraden oder kreisenden Bewegungen bürsten Sie hin zur Hüfte. Danach kommt für das komplette Programm der rechte Arm an die Reihe, dann der linke, darauf folgen erst Bauch, Rücken und schließlich der Brustbereich. Für den besonderen Kick integrieren Sie ein zitrisches Massageöl – oder die Hände des geliebten Menschen …

4.7 Frischekick 7: G wie Guten Morgen

… oder wie Ginseng und Guarana! Die fernöstliche Medizin setzt Ginsengwurzeln seit Jahrtausenden ein, um die Widerstandsfähigkeit des Körpers zu stärken. Durch seine stoffwechselfördernde Wirkung soll Ginseng daher auch bei Müdigkeit gute Effekte erzielen – allerdings wollen die Präparate einige Tage eingenommen werden. Einen Soforteffekt gibt es in Kombination mit einem feurigen Latino namens Guarana: Die südamerikanische Kletterpflanze enthält dreimal so viel Koffein wie herkömmlicher Kaffee und gilt als einer der stärksten und gleichzeitig gesündesten Energiespender. Da

Guarana seine Wirkung schrittweise freisetzt, dürfen wir uns über einen langanhaltenden Frischekick von vier bis sechs Stunden freuen. Erhältlich als Getränkepulver oder Kapseln, erweisen sich Guarana und Ginseng als das perfekte Team im Einsatz gegen Schläfrigkeit. Durch ihre positiven Eigenschaften eignen sie sich für die meisten Menschen auch im Dauergebrauch – als schonende Alternative zum Kaffee oder zu manch zweifelhaften Pillen. Aber Achtung: Verlieren Sie nicht das Maß, denn übermäßiger Konsum zieht Schlafstörungen nach sich – die wiederum zu noch mehr Müdigkeit am nächsten Tag führen. Als unbedenklicher Richtwert gelten für Normalgesunde etwa 3 Gramm Guarana pro Tag, jedoch niemals dauerhaft.

4.8 Frischekick 8: Ein dehnbarer Begriff

Miau! Ihre Katze macht es Ihnen nach jedem Schläfchen vor: Sie reckt und streckt sich nach Leibeskräften, bevor sie von gemütlichem Schlummern zu wildkätzischen Unternehmungen übergeht. Es liegt also ganz in der Natur, dem Körper Raum zur Entfaltung zu geben. Schieben Sie in müden Phasen oder um nach einem Nickerchen wieder in Gang zu kommen ein sanftes Stretch-Programm ein. Dafür müssen Sie kein Zirkusartist sein – denn intensives Dehnen sollte ohnehin nur bei vorgewärmter Muskulatur erfolgen. Für Ihre Zwecke im Kampfe gegen die Müdigkeit reichen die typischen Streckbewegungen, die wir ohnehin intuitiv mehrmals pro Tag ausführen. Aufrecht hinstellen, die Arme soweit es geht nach oben recken, oder aus dem Stand mit geradem Rücken die Füße berühren. Ob Sie sich spezielle Stretch-Übungen zusammenstellen oder einfach ganz nach Gefühl vorgehen: Das Dehnen löst Blockaden, erlaubt dem Blut besser zu zirkulieren und erhöht somit den Sauerstofftransport – und das verleiht natürlich Frische.

4.9 Frischekick 9: Auf ins Grüne

Ein leichter Spaziergang von mindestens 30 Minuten kombiniert die besten Zutaten, die müde Dauergähner brauchen: Frische Luft versorgt den Körper mit Sauerstoff, die körperliche Bewegung regt den Kreislauf an, während natürliches Tageslicht die unliebsamen Schläfrigkeits-Hormone vertreibt. Zudem entspannt sich der Geist vom bleiernen Gedankenstrudel und gewinnt neue Klarheit. Positive Eindrücke gibt es gratis, egal bei welchem Wetter – irgendetwas Schönes sehen Sie bestimmt. Ob als fester Bestandteil Ihrer Tagesplanung oder als Geheimwaffe für besonders schlaffe Momente: Probieren Sie dieses so simple Mittel, bevor Sie zu ungesunden Energiedrinks oder Ähnlichem greifen. Wählen Sie ein gemäßigtes, strammes Tempo: Zu langsames Traben bringt nicht das volle Maß an Schwung, aber hetzen Sie auch nicht wie wild die Strecke entlang: Sie wollen sich danach ja fitter und nicht vollends entkräftet fühlen.

4.10 Frischekick 10: Taten sprechen lassen

Geben Sie - wenn möglich - nach schlaflosen Nächten und besonders müden Tagen der körperlichen Arbeit den Vortritt. Im Gegensatz zu rein geistiger Beanspruchung wirkt physische Aktivität belebend. Geistige Tätigkeiten gehen im Zustand wacher Frische ohnehin doppelt so schnell und effektiv von der Hand – also verschwenden Sie nach Möglichkeit nicht unnötig Zeit. Erledigen Sie besser die liegengebliebene Haus- oder noch besser Gartenarbeit (Frischluft, Sonne!) und widmen sich dem Papierkram an einem anderen Tag. Wer nicht umhin kann, seinen Geist zu konzentrierter Arbeit zwingen zu müssen, legt besonders viele Pausen ein und wird aktiv: Straff um den Block gehen, kleine Fitnessübungen oder flottes Aufräumen – alles was Ihren Körper in Bewegung bringt, ist erwünscht. Kurz: Wer die Wahl hat, bevorzugt an besonders müden Tagen die reine Körperlichkeit. Wer nicht, der versucht seinen müden Geist wenigstens mit so vielen aktiven Einschüben als möglich in Bewegung zu bringen.

4.11 Frischekick 11: Entsäuert macht lustig!

Selbst wenn Zitrusöle gemeinhin zu den weckenden Helferlein zählen, so gilt dies nicht für alles Saure – und ein übersäuerter Organismus stellt eine der absoluten Müdigkeitsquellen dar. Stress, Zucker und ungünstige Ernährungsgewohnheiten (die ich weiter oben im entsprechenden Abschnitt anreiße), Alkohol oder Tabak sind nur einige der Übeltäter, die den Körper richtig sauer machen. Ein dauerhaftes Ungleichgewicht des Säure-Basen-Haushalts – auch Azidose genannt – kann zahlreiche belastende Symptome nach sich ziehen. Müdigkeit ist nur eines davon, das im Zusammenspiel mit vielen komplexen physischen Verkettungen steht. Somit empfehle ich Dauermüden, sich ein wenig mit der umfassenden Thematik zu beschäftigen – oder wenigstens häufiger zu basischer Kost zu greifen. Entsprechende Lebensmitteltabellen sind schnell ergoogelt. Wenn Ihre Müdigkeit Sie akut sauer macht – und umgekehrt – können basenspendende Speisen Ihren Tag erleichtern. Dazu zählen beispielsweise die meisten Gemüse, Kartoffeln oder reife Bananen. Alternativ empfehlen viele Ärzte, mit Basentabletten oder entsprechenden Pulvern nachzuhelfen. Diese enthalten meist eine günstige Kombination wertvoller Mineralstoffe, die ungute Säurebildner neutralisieren. Lassen Sie nach durchfeierten oder anderweitig schlaflosen Nächten einmal bewusst alle besonders übersäuernden Lebensmittel weg, also vor allem Milchprodukte, herkömmliche Süßigkeiten und Backwaren oder kohlensäurehaltige Getränke. Auf diese Weise sorgen Sie schon allein durch ein ausgeglichenes Säure-Basen-

Verhältnis für die innere Balance, die Ihr Körper benötigt, um wenig Schlaf und zusätzliche Belastung besser verkraften zu können. Und was an vereinzelten Tagen hilft, gilt hier umso mehr für den disziplinierten Dauereinsatz.

4.12 Frischekick 12: Für Müde soll's Rosenwurz regnen

Falls Sie neben den vielen rein natürlichen Wachmachern auch einen in Tablettenform suchen, dann empfehle ich Rosenwurz: Das auch Rhodiola rosea genannte pflanzliche Heilmittel wirkt stimulierend und wird als allgemeine Stärkungsarznei eingesetzt. Gegen Müdigkeit, Konzentrationsprobleme und Abgeschlagenheit scheint somit doch ein Kraut gewachsen. Ähnlich wie die Ginsengwurzel vermag die hübsche Pflanze Ihre geistige Leistungsfähigkeit zu steigern: Besonders in stressigen Prüfungsphasen profitieren Lernende von mehr Denk- und Aufnahmevermögen mithilfe der „goldenen Wurzel". Es wird davon ausgegangen, dass die Rosenwurz in den Stoffwechsel der Neurotransmitter im Gehirn eingreift und so erfolgreich gegen geistige Erschöpfungszustände wirkt. Ihre antioxidativen Inhaltsstoffe reduzieren den durch freie Radikale verursachten Abbau von Gehirnzellen. Von einem solchen Zellschutz profitiert langfristig natürlich der gesamte Körper und dankt es mit mehr Vitalität und Frische. Aber auch im punktuellen Gebrauch soll die Heilpflanze erweckend wirken. Durch die gleichzeitige Einnahme von Vitaminen des B-Komplexes sowie Mineralien erzielt das heilsame Pflänzchen einen noch intensiveren Effekt. Die meisten Apotheken bieten entsprechende Kombi-Präparate, deren Wirkstoffe optimal aufeinander abgestimmt sind. Nebenwirkungen gibt es keine, nur sollten Sie - wie bei allen anregenden Mitteln – darauf achten, die Einnahme auf die Morgenstunden zu legen und in

Maßen zu halten: Sonst drohen unter Umständen Einschlafstörungen.

4.13 Frischekick 13: Iss doch Wurst

Oder Eier ... oder Hüttenkäse. Vielleicht riet Ihnen Ihre Oma auch schon zu folgendem Trick, wenn Sie vor Müdigkeit kaum die Augen offen halten konnten: Herzhaft in ein dick bestrichenes Leberwurst-Brot beißen! Was für Vegetarier eher schwierig wird, hat seinen Hintergrund im extrem hohen Gehalt an Vitamin B12, den diese Wurst mit sich bringt – genau wie Fleisch, Fisch und Milchprodukte insgesamt. Veganer haben es deshalb schwer, Ihre Reserven dieses für die kognitiven Fähigkeiten so wichtigen Vitamins aufzustocken. Falls Sie auf tierische Lebensmittel verzichten oder aus anderen Gründen einen Mangel vermuten, hilft eine Aufnahme als Nahrungsergänzungsmittel Ihrer geistigen Wachheit auf die Sprünge. Am besten als Komplex aus B12, Folsäure, B6, B5 und B2, da diese Vitamine in ihrer Wirkung sozusagen aufeinander aufbauen. Auch in pflanzlichen Speisen kommen die B-Vitamine jedoch vor; Spitzenlieferanten sind Grünkohl, Broccoli und alle Arten von Nüssen. Nur das für unsere Thematik so wichtige B12 – auch Cobalamin genannt - bleibt auf kulinarischem Wege einzig der fleischverzehrenden Gattung Mensch vorbehalten. Es sollte aber bei andauernder Müdigkeit vermehrt seinen Weg in Ihren Körper finden. Für Veganer empfiehlt sich neben Nahrungsergänzungen aus der Apotheke auch, mehr Gerichte aus Soja oder Trockenalgen auf den Tisch zu bringen.

4.14 Frischekick 14: Einmal tief durchatmen

Wir tun es die ganze Zeit, egal ob an fitten Tagen voller Tatendrang oder jenen, in denen ein Gähnen das nächste jagt: Die Atmung erfolgt so unbewusst wie unscheinbar – aber dennoch lohnt es, ihr einen müden Blick zuzuwerfen. Ein „tiefes Luftholen" versorgt die Zellen intensiv mit Sauerstoff, sie arbeiten besser und wir fühlen den Effekt: mehr Power! Bewusstes Atmen hilft Schauspielern und Sängern bei ihrer Kunst, unterstützt Sportler für mehr Leistung und lässt Redner kontrolliert und selbstsicher wirken – der Akt des Luftholens bewirkt also viel mehr, als Sie lediglich vor dem Erstickungstod zu retten. Dennoch sollten Sie im Alltag – falls Sie nicht gerade eine der oben genannten Professionen ausüben – Ihren Atem ganz natürlich fließen lassen. Ich empfehle ihn aber gezielt gegen Müdigkeit einzusetzen, indem Sie sich ins Freie oder ans offene Fenster begeben und eine Minute lang tief AUS-atmen. Das Einatmen erfolgt einfach frei und ohne Druck, konzentrieren Sie sich ganz auf ein intensives Ausatmen. Stellen Sie sich bildlich vor, wie die neu einströmende Luft nicht nur bis in die Lungen oder den Bauch, sondern direkt bis in Ihre Füße strömt. Sehen Sie den energischen Frischestrom vor sich: Er erfasst jeden Winkel Ihres Körpers, fegt die Müdigkeit weg und versorgt alle Zellen mit Vitalität. Alternativ können Sie sich auch ein polizeiliches Sondereinsatzkommando vorstellen, das in Ihrem Körper so richtig aufräumt oder eine die Peitsche schwingende Domina, die der Schläfrigkeit zeigt, wo der Weg nach draußen ist. Was auch immer Ihre Fantasie sieht: Sie werden merken, dass Ihr Atem durch die Visualisierung automatisch tiefer wird.

4.15 Frischekick 15: Mittagsschlaf für Erwachsene

In unseren mitteleuropäischen Gefilden hat sich die Siesta noch nicht durchgesetzt; die meisten Menschen finden es regelrecht unschicklich oder „irgendwie uncool", sich mittags schlafen zu legen. Dazu kommen Stimmen, die den Mittagsschlaf als einschläfernd verschreien oder darin eine Ursache für Schlafstörungen wittern. Falsch ausgeführt mag das zutreffen, aber Madame Missous Powernapping macht Sie mit Sicherheit wach: Laut Studien stärken solch clevere Nickerchen sogar das Immunsystem und senken die dauerhafte Stressbelastung. Dazu kommt mehr Konzentrationsfähigkeit, besseres Lernvermögen und eine insgesamt ausgeglichene Stimmung. Für diese effiziente Form des Kurzschlafes schlummern Sie zwischen 10 und maximal 30 Minuten – auf keinen Fall länger, sonst fühlt sich der Tiefschlaf auf den Plan gerufen und schlägt Sie endgültig k.o. für diesen Tag. Aber schon diese minimale Ruhephase steigert laut Experten die anschließende Leistungsfähigkeit um 30 Prozent. Zudem werden die Stresshormone im Körper reduziert und der Blutdruck senkt sich. Den perfekten Zeitpunkt für das Powernapping stellt das Leistungstief zwischen Mittag und etwa 15 Uhr dar. Übrigens ist es gar nicht nötig, unbedingt zu liegen – bei Platzmangel reicht auch eine entspannte Haltung im Bürostuhl. Einzig absolute Ruhe bleibt natürlich Grundvoraussetzung. Aktivieren Sie dringend einen Weckton, um die optimale Aufwachzeit nicht zu verpassen – zur Not nehmen Sie einen Schlüsselbund in die Hand: Denn wenn der Tiefschlaf einsetzt, entspannt sich die Muskulatur; die Schlüssel rasseln auf den Boden – und Sie in einen energiereicheren Resttag.

4.16 Frischekick 16: Kaltduscher und Warmesser

Wenn äußere Kälte in der Dusche auf müde Gliedmaßen wie eine Explosion an sofortiger Frische wirkt, dann könnte man meinen, das Gleiche gilt auch für die innere leibliche Versorgung: Aber falsch. Eiskalte Getränke und rohe Fertigkost mögen zwar schnell zubereitet und an erschöpften Tagen daher erste Wahl sein – sie helfen aber kein bisschen, um in Schwung zu kommen. Ganz anders verhält es sich mit warmem Essen – ja, „Müde mögen's lieber warm" könnte die Devise lauten. Woran liegt das? Ihr Körper besitzt bekanntlich seine Eigentemperatur von etwa 36 Grad Celsius. Das ist sein Betriebsklima, unter welchem er am besten funktioniert. Wenn diese angenehme Arbeitsatmosphäre nun ständig von kalten Eindringlingen gestört wird, muss der Organismus immer wieder Kraft aufwenden, um diesen unterkühlten Rüpeln einzuheizen und damit seine Besttemperatur wieder einzupendeln. Wie jede Heizkostenabrechnung uncharmant beweist, kostet es ordentlich Energie, um die Wärme immer wieder radikal in die Höhe zu schrauben – Energie, die Sie besonders in Zeiten müder Tiefs anderweitig brauchen. Daher hat warme leichte Kost eine optimale Wirkung auf den Körper: Sie verleiht Power, ohne welche zu rauben. Ich empfehle: Statt eiskaltem Erfrischungsgetränk also lieber einmal Tee schlürfen; einen warmen Frühstücks-Porridge anstelle der unterkühlten Cornflakes (oder gar Frosties!) genießen und das Gemüse nicht als Salat, sondern leicht gedünstet servieren.

4.17 Frischekick 17: Richtig satt macht wach

„Richtig" ist in diesem Zusammenhang als Gegenteil von „falsch" zu verstehen. Wie Sie merken, rede ich mit Ihnen immer wieder übers Essen. Das kommt nicht nur daher, dass ich selbst eine Genießerin bin und Ihnen neben allem anderen herzlichst raten möchte, sich nach Leibeskräften zu verwöhnen – wozu das Kulinarische ja wunderbar beitragen kann! Nein, die Stoffe, dem unsere Sprache den schönen Namen „Lebens-Mittel" verlieh, tragen einfach entscheidend dazu bei, ob wir uns wohl oder unwohl, leicht oder behäbig, ja: wach oder müde fühlen. Daher kann ich gar nicht zu viel davon erzählen, und fahre somit gleich damit fort: Wie sind Sie auf richtige Weise satt? Wenn das Essen gut schmeckte und Ihnen somit Genuss und Lebensfreude brachte. Ja, treffende Antwort – aber das ist noch längst nicht alles. Neben der leichten Kost, die bestenfalls warm, vitalstoffreich und basenbildend sein soll, geht es auch noch um die Zeit. Nicht gerade darum, alles in möglichst kurzer Zeit zu verschlingen – viel eher meine ich, die Spanne zwischen den Mahlzeiten nicht zu lang werden zu lassen. Wer sich ausgehungert fühlt und seinem Körper die Symptome einer Unterzuckerung zumutet, kann nicht erwarten, dafür durch strahlende Fitness belohnt zu werden. Ähnlich wie bei der Kälte-Thematik hat der Körper auch hier so stark damit zu tun, das Ungleichgewicht zu harmonisieren - erst ohne Treibstoff auskommen, dann plötzlich große Mengen verarbeiten – dass es ihn unnötig Kraft kostet. Deshalb: Insbesondere an Tagen der Müdigkeit mehrere dezente Mahlzeiten über den Tag verteilt verzehren, bei Unternehmungen empfehlen sich energiereiche Snacks wie Bananen oder Nüsse. Vermeiden Sie Hungerattacken – und zwar richtig.

4.18 Frischekick 18: Über das Wasser gehen

Ja, über das Wasser geht nicht einzig religiöse Heiligkeit, sondern auch und vor allem die weltliche Munterkeit. Ich gab Ihnen bereits meine Empfehlungen für sinnvolles Trinken jeden Tag. Nach Nächten, die Sie anders als mit Schlafen verbrachten

– oder bei sonstiger akuter Müdigkeit – gönnen Sie Ihrem Körper besonders viel Wasser, um alles in Fluss zu bringen. Starten Sie gleich morgens auf nüchternen Magen: Optimal ist auch hier wieder ein Glas warmen Wassers. Zur Not aber besser kaltes als gar keines – in keinem Fall jedoch jenes mit Kohlensäure. Die lustigen Blubberperlchen (die manche Menschen zu brauchen glauben, um das natürlichste Getränk der Welt schlucken zu können): die Kohlensäure also ist nichts als CO_2. Der Giftstoff Kohlendioxid, den jedes Lebewesen ausatmet, um ihn loszuwerden. Warum ihn sich also gezielt zuführen? Das morgendliche Trinken stillen Wassers jedenfalls hilft, gleich zu Tagesbeginn den Stoffwechsel anzuregen und die über Nacht gelösten Abfallstoffe auszuscheiden. Versuchen Sie, auch im Tagesverlauf noch mehr zu trinken als sonst – stilles Wasser, warmen Tee. Beginnen Sie nicht erst, wenn Sie sich durstig fühlen – dann befindet sich Ihr Körper bereits in dehydriertem Zustand und kommt für diesen Tag noch schwerer wieder in Schwung als ohnehin schon. Wasser Marsch!

4.19 Frischekick 19: Kauen Sie sich fit

Jetzt wird schon wieder gekaut – aber zur Abwechslung kein wirkliches Essen, sondern lediglich eine der besten Erfindungen, die sich aus den USA ins alte Europa ausbreitete: Kaugummi. Wissenschaftler der spanischen Universität Saragossa wiesen nach, dass Kaugummi kauen am Steuer die Konzentrationsfähigkeit schärft und somit das Risiko durch mangelndes Reaktionsvermögen verursachter Unfälle senkt. Dieser Effekt wird auf eine kurzzeitige Erregung der Hirnaktivität zurückgeführt: Für etwa 15 bis 20 Minuten bleibt die Stimulation erhöht. Das bringt Ihnen keinen durchweg munteren Tag, aber manchmal macht eine Viertelstunde doch einen deutlichen Unterschied.

4.20 Frischekick 20: Ab ins Bett

Nun neigt sich ein langer müder Tag dem Ende zu: Versuchen Sie nicht, Ihrem Körper auch abends noch eine Stunde nach der nächsten abzuzwingen, wenn Sie kaum mehr die Augen offenhalten können. Gehen Sie nach ohnehin schläfrigen Tagen so früh wie möglich ins Bett. Oft sind wir nach Schlafmangel im Gegenteil versucht, lieber am nächsten Morgen länger im Bett zu bleiben. Das führt aber eher nur dazu, dass auch der folgende Tag bleiern und antriebslos verläuft und schlimmstenfalls Ihr Schlafrhythmus ins Wanken gerät. Experten sprechen von antizyklischem Verhalten, wenn es darum geht, nicht automatisch später aufzustehen, nur weil es am Vorabend spät wurde. Besser: Zur gewohnten Zeit aus den Federn – mit einer maximalen Gnadenfrist von 45 Minuten; über den Tag hinweg mit den individuell passenden Frischekicks die große Müdigkeit gar nicht erst aufkommen lassen und abends früh genug ins Bett schlüpfen, damit der Körper sein Manko mit dem Höchstmaß an Tiefschlafphasen ausgleichen kann: Sie erinnern sich bestimmt, dass für die wichtigen Erholungszyklen vor allem die ersten Schlafstunden entscheidend sind. Daher kann es keinen Sinn machen, das Plus an Schlummer auf die Morgenstunden legen zu wollen.

5. Schlussworte

An dieser Stelle möchte ich Ihnen - wie üblich - ein kleines Fazit meiner Ratschläge geben. Statt dies nun in einer ermüdenden Auflistung abzuspulen - bei der Sie mir womöglich einschlafen, bevor Sie auch nur zum Anwenden eines einzigen Frischekicks kommen – erleben wir einfach einen Tag zusammen.

Ich amüsierte mich ausgiebig und bekam wenig Schlaf – entsprechend gerädert wache ich auf. Dennoch bereue ich nichts und erfreue mich nach dem Weckerklingeln im Halbschlaf noch einmal an meinen prickelnden Erlebnissen des Vorabends. Viele Menschen kommen mit Musik morgens so richtig in Schwung – bei mir würde dies zu Mordgelüsten führen. Ich genieße in Ruhe erst ein großes Glas erfrischenden Wassers und dann ein leichtes Frühstück inklusive sündigem Kaffee. Um meinen Körper versöhnlich zu stimmen, achte ich bereits bei der ersten Mahlzeit des Tages auf geballte Frische: Obst, Haferflocken und Reisdrink statt schwerer Milch geben mir Kraft für den Sprung ins kalte Wasser. Wechselduschen gehören zu meinem Frischeritual, besonders an Tagen wie heute. Da ich meinen Ratgeber für Sie schnellstmöglich fertigstellen will, komme ich an geistiger Betätigung nicht vorbei. Ich öffne die Fenster weit, und setze mich mit der Arbeit in einen belebenden Strom klarer Luft und erhellender Sonnenstrahlen. Natürlich halte ich mich an meine eigenen Ratschläge und pausiere nach spätestens anderthalb Stunden. Während der Pausen gehe ich um den Block, genieße kleine Snacks und entspanne meine Augen vom Bildschirm. Neben den Laptop stelle ich ein Schälchen mit lecker duftendem Zitronenöl. Wachmacher in Pillenform liegen bereit, aber vorerst verzichte ich noch auf Ginseng, Guarana und Rosenwurz. Das liegt vor allem daran, dass ich meine akute Form der Müdigkeit zuordnen kann – und zwar meinen

Eskapaden des Vorabends. Ich leide also nicht unter chronischer Müdigkeit, ansonsten würde ich nicht einzig ein inneres Stärkungsmittel aus Heilpflanzen in Erwägung ziehen, sondern: meine Schlafqualität überdenken. Gibt es Störfaktoren, erwache ich erholt, ist mein Rhythmus optimal? Anschließend unterzöge ich auch die zweite Säule körperlicher Kraft einem strengen Checkup. Bestimmt gäbe es einige Ansatzpunkte, um meine Ernährung zu verbessern. Ich könnte Müdigkeitsquellen eliminieren – etwa indem ich die Naschkatze in mir zügele und auf vollwertige basenüberschüssige Kost setze. Und ich könnte mich vermehrt mit Vitalstoffen versorgen durch ein Plus an natürlicher Nahrung und weniger Fertigessen. Sollten all diese Punkte dauerhaft nicht fruchten, würde ich mich bei meinem Arzt sehen lassen und möglichen Ursachen mit Forscherdrang auf den Grund gehen. Vorerst beende ich an diesem erschöpften Tag aber meine Arbeit etwas früher, um mich körperlicher Ertüchtigung zu widmen. Ein kurzes, aber intensives Krafttraining mit meinem eigenen Körpergewicht bringt mich in Schwung. Später gönne ich mir mit meiner liebsten Gesellschaft einen mitreißenden Film, der mich gar nicht ans Müdesein denken lässt. Dieses kleine Verwöhn-Programm intensiviere ich, indem ebendiese sympathische Gesellschaft mir eine anregende Massage schenkt.

All diese Genusspunkte lassen mich auch trübe Tage überstehen, ohne meine Kraftreserven ernsthaft anzutasten. Denn auch die emotionale Müdigkeit können wir vermeiden – ebenso wie körperliche Trägheit. Meinen eigenen Tipps folgend, bin ich früher als sonst im Bett und genehmige mir ein ausgiebiges Maß an Schlaf. Guten Morgen, neuer Tag!

Nun hoffe ich, Sie hatten in den letzten 45 Minuten Ihre wache Freude und den versprochenen Lesespaß! Ich bin begeistert, wenn Ihnen auch nur einer meiner Tipps helfen konnte und auch Sie der Müdigkeit immer mehr Gute Nacht sagen!

*Ihre Madame Missou (die interessiert an Lob, Kritik oder Liebesbriefen – kurz: dankbar für Ihre **Buchbesprechung auf Amazon** ist)*

Ähnliche Bücher, die Ihnen gefallen könnten:

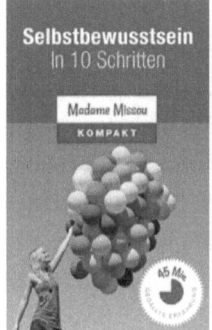 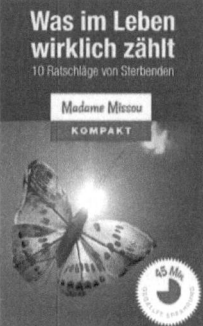 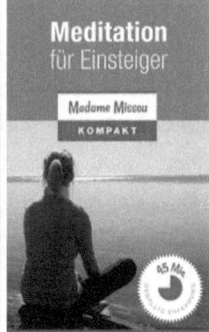

6. Anhang, Rechtliches und Impressum

Wie hat Ihnen dieses Buch gefallen?

„Nicht gemeckert ist genug gelobt!" - dieses kleine Sprichwort kennen die meisten von uns nur allzu gut (aus der Schule, Familie, Firma…). Doch gerade ein kleines Lob kostet den „Sender" nicht viel und spendet dem „Empfänger" unendlich viel Energie! Wenn Ihnen also mein kleiner Ratgeber gefallen und geholfen hat, freue ich mich riesig auf Ihre Bewertung in den Rezensionen bei Amazon. Natürlich ist hier nicht nur positives sondern auch negatives Feedback willkommen (positives aber besonders gerne). Beides hilft mir weiter, dieses Buch kontinuierlich zu verbessern und – dank Ihrer Anregungen – zu erweitern. Also geben Sie sich einen Ruck und schenken Sie mir nun noch 1-2 Minuten Ihrer Zeit für ein Feedback zum Buch auf Amazon.de – **ich danke Ihnen vielmals!**

Über die Autorin Madame Missou

Madame Missou – 1960 in Bamako (Mali) als Tochter des französischen Botschafters und einer argentinischen Botanikerin geboren – hat Kultur und Kunstgeschichte an der Université Paris-Sorbonne studiert. Im Alter von 25 Jahren zog es sie in die neue Welt. In New York eröffnete sie die Galerie *„Madame Missou`s Best World Arts"* und spielte in diversen Musicals Haupt- und Nebenrollen. Anfang der 90er Jahre verkaufte sie ihre Galerie und verlagerte ihren Lebensmittelpunkt nach Europa. Zunächst lebte sie für einige Jahre in Lissabon, Kopenhagen, Moskau und London bis sie sich 1999 entschied dauerhaft nach Berlin zu ziehen. Hier lebt sie mit Ihrer Familie seit nunmehr fast 15 Jahren glücklich in Ruhe und führt ein erfolgreiches Leben als Schriftstellerin, Lebenstrainerin, Beraterin und Künstlerin. Es sind bereits zahlreiche Bestseller-

Ratgeber von ihr, vornehmlich zu typischen Frauenthemen, erschienen. Darunter auch das kleine Buch, was Sie nun in den Händen halten.

Wenn Sie mehr von Madame Missou wissen wollen, informieren Sie sich doch z.b. auch auf der Website www.madameMissou.de oder auf Facebook: www.facebook.com/MadameMissou

Rechtliches und Impressum

Madame Missou wird vertreten durch die

Maracuja GmbH
Laerheider Weg 13
47669 Wachtendonk
info@madamemissou.de
Coverdesign by Claudia Braun, extenso.de
Copyright Coverbild: Francesca Schellhaas / photocase.de